AF246417

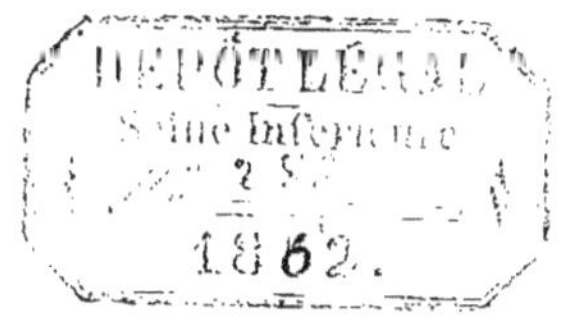
DÉPÔT LÉGAL
Seine Inférieure
2 S...
1862.

COMMUNICATION

AU

CONSEIL D'HYGIÈNE ET DE SALUBRITÉ

DU DÉPARTEMENT DE LA SEINE-INFÉRIEURE

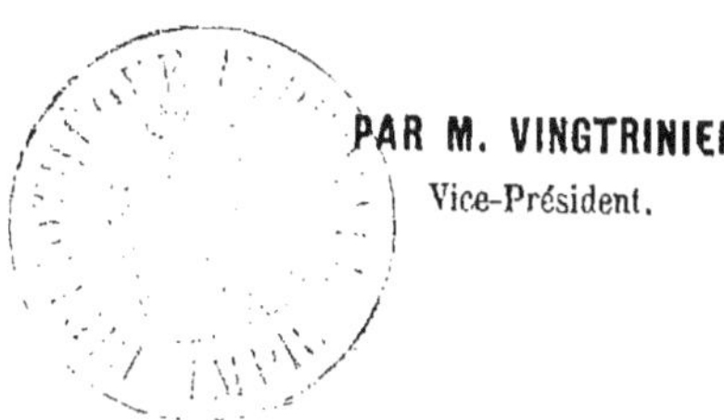

PAR M. VINGTRINIER

Vice-Président.

ROUEN

IMPRIMERIE DE H. BOISSEL, SUCC^r DE A. PÉRON

RUE DE LA VICOMTÉ, 55.

1862

COMMUNICATION

AU

CONSEIL D'HYGIÈNE ET DE SALUBRITÉ

DU DÉPARTEMENT DE LA SEINE-INFÉRIEURE,

Par M. VINGTRINIER,
Vice-Président.

MESSIEURS,

J'ai l'honneur d'appeler votre attention sur un sujet qui intéresse la salubrité publique et l'alimentation générale, c'est la *charcuterie*.

L'alimentation fait partout un grand usage de la charcuterie, et l'on sait que pour la classe ouvrière, c'est l'aliment de tous les jours, quoique son prix soit assez élevé. A Paris, on abat *cent mille* porcs par an, à Rouen *mille* : il est donc important que les diverses préparations des viandes de porc soient proprement et sainement faites en même temps qu'elles doivent leur conserver, sans les altérer, leurs qualités nutritives. Cependant il arrive qu'un grand nombre des industriels en ce genre sont fort peu soucieux de ces soins, et nous avons entendu faire si souvent des plaintes à ce sujet, que nous avons voulu nous enquérir de leurs causes. Voici le résultat de nos renseignements :

Achat de mauvais animaux.

1° Souvent l'achat des porcs est fait à bon marché, parce que l'espèce est mauvaise, quelquefois même malade.

La cuisson et la manutention épicée de ces viandes ne leur donnent pas de qualité bien entendu, et on livre à la consommation des aliments fort peu nutritifs, indigestes et malsains, lorsque les animaux sont de ceux qui ont été mal nourris et mal soignés.

Ateliers. malpropreté.

2° Les ateliers de la manipulation, les cours, lorsqu'il y en a sont partout de trop petite dimension dans notre ville et presque sans exception très malpropres.

Les murailles sont enfumées beaucoup de ces ateliers sont des caves, et l'on comprend tout ce que peut produire sur les viandes travaillées et sur les ouvriers les exhalaisons d'un pareil cloaque ; les chaudières, les grilles, tout l'outillage enfin sont partout très sales, *y compris les manipulateurs.*

Eaux de macération et grattage.

3° On trouve constamment dans ces ateliers des chairs mises en macération, pour les nettoyer et pour les blanchir, dans des eaux trop rarement renouvelées ; la putréfaction s'en empare bientôt, et elles deviennent infectes ; si on les agite, il faut fuir ; c'est une véritable *boyauderie* non classée, surtout si, contrairement aux règlements, on y fait le grattage des boyaux.

Les intestins sont vidés du plus gros de leur contenu dans l'abattoir, c'est *de rigueur* réglementaire à Rouen, et c'est à l'atelier qu'on a la tâche de les nettoyer à fond, ce qui exige beaucoup d'eau si on veut bien faire ; plus on laisse de temps les tripes spécialement en macération, et surtout dans des eaux infectes, et plus elles perdent de leur qualité nutritive. Or, le consommateur est doublement trompé, il mange un aliment de mauvais goût et il est mal nourri.

Il faudrait renouveler les eaux de macération trois ou quatre fois par vingt-quatre heures au moins, et ne jamais laisser se développer un commencement de putréfaction ; mais bien peu le font, de l'aveu même de quelques-uns des négligents qui parlent avec franchise.

4° Certaines parties des animaux sont conservées dans des saumures qu'il faudrait renouveler selon le besoin ; mais les dépenses, quoique minimes, arrêtent les uns et la négligence les autres, de sorte que les viandes, conservées en saumure, perdent promptement leurs qualités nutritives. On se souvient à Rouen de ces viandes salées qui avaient été envoyées du Brésil ; elles avaient mauvais goût et elles avaient perdu leurs principes alimentaires, ainsi que l'analyse chimique l'a prouvé.

Saumures.

L'odeur qui s'exhale alors des vases qui contiennent ces morceaux, est fade et nauséabonde ; elle décèle une décomposition.

5° Il est d'usage, dans les préparations de certaines parties de l'animal, d'introduire par pincée, de place en place, du sel de nitre ; cela fait prendre une belle couleur rose aux chairs, et en rend la vente plus agréable aux consommateurs Un vieux praticien, qui m'a fait connaître cet usage, m'a dit en même temps que les viandes ainsi nitrées se gâtent plus promptement que les autres, et il

Sel de nitre.
Rosage gâté.

avait longtemps cru que ce sel devait au contraire les conserver : l'expérience l'a détrompé.

6° Il existe une autre cause d'altération qui est bien plus grave ; celle-là produit un véritable toxique insaisissable chimiquement, mais bien connu par des effets morbides qui ont été jusqu'à causer la mort.

Les viandes cuites, préparées sous toutes les formes salées et épicées, qui constituent la charcuterie, sont en effet susceptibles d'une décomposition *spécifique*, après un certain nombre de jours de cuisson, surtout en temps chaud et humide; elles passent d'abord à la couleur verte, dégagent une odeur de *doux*, et, bientôt après, il s'y forme une substance blanche comparable au blanc de champignon.

Les effets toxiques de ces viandes ont plusieurs fois inquiété l'autorité, et à Paris des perquisitions ont été faites dans la supposition que la mauvaise tenue des vases en cuivre qui servent aux charcutiers, pourrait être la cause des *empoisonnements* dénoncés.

Un habile chimiste, M. *Chevalier*, a produit à cet effet dans les annales d'hygiène un travail intéressant, quoiqu'il n'ait pas pu saisir l'agent toxique qu'il cherchait.

On est averti seulement de ce fait que les viandes cuites du porc sont susceptibles, en été surtout, et en peu de jours, d'une fermentation ou altération particulière, quelle que soit la qualité primitive de ces viandes.

Empoisonnements.

Les charcutiers ne se font pas scrupule de livrer à la consommation ces aliments altérés, et par cela dépourvus de leurs qualités nutritives. Plutôt que de perdre quelque argent, ils exposent les consommateurs à des accidents dont les moindres sont de lourdes digestions, des indi-gestions, des vomissements, et enfin, rarement il est vrai, mais encore quelquefois, les accidents *toxiques* les plus redoutables puisqu'ils peuvent causer la mort.

L s événements survenus à la suite d'indigestion de viandes de charcuterie gâtées et devenues toxiques, ont appelé l'attention du chimiste distingué qui dirige l'école secondaire de médecine de Rouen, M. Morin.

Dans un Mémoire, qui est imprimé dans le *Précis* de l'Académie des sciences de cette ville pour l'année 1859 60, on trouve des recherches fort curieuses.

L'analyse de ce travail, faite par M. Lévy, le secrétaire des sciences, est ainsi présentée, page 16 :

« Après avoir écarté les causes auxquelles on attribuait autrefois les effets vénéneux constatés, M. Morin a signalé la présence de l'aniline dans plusieurs préparations qui avaient causé des indispositions graves à ceux qui en avaient fait usage.

« Le résu tat obtenu par notre savant confrère est d'un très haut intérêt, si l'on songe que c'est cette même substance qui communique généralement aux champi-gnons leurs propriétés toxiques, d'où il résulte évidem-ment que les végétations cryptogamiques se développent dans les matières animales sous l'influence de certaines circonstances atmosphériques, et leur communiquent des propriétés malfaisantes dues nécessairement à la présence de cette base organique.

« M. Morin conseille, lorsque l'aspect de certaines pré-parations de charcuterie laissera quelque doute sur leur qualité, de les toucher avec de l'acide azotique, et on sera certain, dans le cas où la substance ne prendra pas un aspect rouge violacé, qu'elle ne contiendra pas d'*aniline*. »

Odeurs.
Cours infectes.

7° Si l'on va consulter les voisins des charcutiers, on apprend de tous, sans exception. qu'ils ont à souffrir journellement des exhalaisons puantes qui s'échappent de l'atelier, et provenant soit des cuissons au gril ou dans l'eau, mais surtout des eaux qu'ils jettent dans les ruisseaux.

Souvent, par l'enchevêtrement des maisons et les servitudes, ces eaux traversent de très longs parcours à l'intérieur, et l'incommodité se prolonge conséquemment d'autant plus.

Arrivées dans le ruisseau des rues, l'incommodité est non-seulement pour les voisins éloignés, mais encore pour tous les passants ; et il n'est pas une personne qui n'ait été scandalisée de voir les résidus du lavage des intestins de l'animal, ainsi que les eaux de macération, jetés sur la voie publique sans aucunes précautions, dont la première serait de répandre beaucoup d'eau en même temps. Lorsque les charcutiers prennent la précaution de jeter ces eaux le soir, l'inconvénient est atténué pour le public, mais les proches voisins ne sont pas préservés.

Graisses, fonte
du suif

8° Une autre cause d'insalubrité et surtout d'incommodité se trouve dans l'atelier du charcutier par suite de l'accumulation des graisses cuites ou crues, et leur conservation dans un baquet jusqu'au jour de la fonte ; cette fonte ne se fait que lorsqu'ils ont amassé une assez grande quantité de graisse, et alors il arrive ce qui résulte de la fonte des suifs gardés et avariés, c'est-à-dire une odeur nauséeuse qui provoque aux vomissements.

Si l'on avait bien remarqué ce dernier désagrément par le voisinage des charcutiers, on aurait peut-être classé cette industrie dans la deuxième classe soumise à l'enquête.

Ces fontes ne sont plus autorisées aujourd'hui dans les villes, pourquoi seraient-elles tolérées pour les charcutiers ?

Les dangers d'incendie ne sont guère prévus dans les ateliers dont je parle, et cependant la fonte des suifs à feu nu peut facilement en causer.

Dangers
d'incendie.

D'après ces observations qui, très certainement, ne font pas ressortir l'*exception* mais bien la règle générale, il est établi que la salubrité publique est compromise et la bonne alimentation trompée à la fois par la mauvaise tenue des ateliers cours et boutiques des *charcutiers*, par de sales manipulations, par la négligence à renouveler les eaux de macération, par l'écoulement, dans les ruisseaux des maisons et des rues, d'eaux chargées de matières putréfiées et puantes, par la vente de viandes avancées et par la fonte de leurs suifs.

Conclusions.

Le Conseil d'hygiène serait dans sa mission, ce me semble, s'il appelait l'attention de l'autorité sur les négligences des *charcutiers*, et s'il proposait de les soumettre à une inspection, ainsi qu'on le fait utilement pour les *pharmacies, brasseries, boulangeries, poissonneries*.

Je suis, d'ailleurs, engagé à insister auprès du Conseil pour atteindre ce but par plusieurs charcutiers euxmêmes, ceux de qui j'ai reçu les renseignements dont j'avais besoin pour rédiger cette communication. Ceux-là déplorent non-seulement la négligence dans les préparations de la viande, mais encore la concurrence à bas prix, en sachant bien que cette concurrence ne peut se faire que par la mise en manipulation de mauvaises qualités de viandes.

Partout évidemment beaucoup de charcutiers sont peu soucieux de leurs devoirs envers leurs consommateurs, mais aussi tous ignorent la gravité des conséquences de leurs diverses négligences, et il serait bien de les leur faire connaître.

Au moment où nous nous occupons de ce sujet, nous lisons dans un journal un fait qu'il est intéressant de connaître, parce qu'il peut se reproduire partout :

ROUEN. — NOUVELLISTE DU SAMEDI 22 JUIN 1864.

Charcuterie. — Toxique. — Exemple. — Malades, morts.

Les époux D.., à Paris, avaient reçu du duché de Wurtemberg où ils ont des parents, une caisse contenant de la charcuterie. A cette occasion, ils invitèrent plusieurs amis à venir goûter à ces produits renommés, arrosés de force bière allemande.

Six personnes se trouvaient réunies à la table, sur laquelle étaient étalés du jambon, du bœuf gras salé, des saucisses et des saucissons. Jaloux de faire honneur à leurs hôtes, les convives burent et mangèrent copieusement.

Deux heures environ après le repas, tous ceux qui y avaient participé furent pris de douleur d'entrailles, de vomissements violents, de sueurs froides et de tous les symptômes d'un empoisonnement. Malgré le thé et les tisanes avec lesquels on essaya de les soulager, le mal empira rapidement, et l'on songea à aller chercher des médecins.

Un jeune homme de dix-neuf ans, nommé Jules Defer, qui s'était fait remarquer par un grand appétit, ne donnait que quelques signes de vie lors de l'arrivée des hommes de l'art, et il fut impossible de le sauver. Un traitement antiphlogistique énergique éloigna tout danger des autres malades.

L'analyse ne fit découvrir dans les aliments, à l'investigation, aucune trace de matière organique vénéneuse, ni de sels métalliques à base d'arsenic, de cuivre, d'antimoine ou de plomb. La suite des investigat'ons montra la cause de l'empoisonnement dans une altération de la charcuterie, semblable à celle que subissent souvent les viandes de cette espèce en Allemagne, et dont on a depuis longtemps observé les effets vénéneux.

La viande ainsi altérée doit être rangée dans la classe des poisons irritants On reconnaît que les boudins et les saucisses de Wurtemberg sont altérés, lorsqu'en les coupant ils sont à leur centre d'une consistance molle, pâteuse, tandis que les couches extérieures ont un aspect grumeleux, sec et moisi.

RAPPORT

FAIT AU NOM DE LA COMMISSION

CHARGÉE D'EXAMINER LA PROPOSITION DE

RÈGLEMENTER LES ÉTABLISSEMENTS DE CHARCUTERIE

A ROUEN,

PAR MM. VERRIER, DELÉRUE,
VINGTRINIER, *rapporteur*.

MESSIEURS,

Le Conseil a entendu dans sa séance du mois de juillet la communication que lui a faite l'un de ses membres, dans le but de porter à la connaissance de l'autorité, par son intermédiaire, les nombreuses plaintes dont les établissements de charcuterie ont été l'objet.

Le Conseil a pris cette communication en sérieuse considération, et, après avoir entendu les observations dont elle a été l'objet, il a décidé qu'une commission, composée de trois membres, MM. Delérue, Verrier et Vingtrinier, prendrait de nouveaux renseignements et lui présenterait une proposition de nature à être transmise à l'autorité administrative.

Les membres de la Commission ont réuni les meilleurs documents propres à faire atteindre le but ; M. Verrier, en sa qualité d'inspecteur municipal des denrées, a fait une visite chez la plupart des charcutiers, et il a consigné ses observations dans une note qui conclut ainsi que je l'ai fait dans ma communication.

M Delérue nous a fourni la collection des ordonnances de police qui règlementent à Paris et au Havre les établissements de charcuterie : de son côté, le président de votre Commission a cru utile de prier M. le Préfet, par une lettre qui lui faisait connaître notre mission, de faire faire officiellement une enquête par MM les commissaires de police auprès de tous les charcutiers de Rouen et de leurs voisins.

Ces messieurs se sont empressés de répondre aux diverses questions que j'avais posées dans la lettre à M le Préfet, et tous leurs rapports conduisent à désirer que les établissements de charcuterie soient réglementés et sérieusement surveillés.

Des boutiques. — Les boutiques affectées à la vente des marchandises fraiches ou préparées, devront être appropriées convenablement à cette destination.

L'intervalle entre le sol et le plancher sera au moins de trois mètres.

Le sol sera entièrement revêtu de dalles ou de carreaux ; le plancher sera plafonné.

Pour renouveler l'air dans la boutique pendant la nuit, il sera pratiqué immédiatement sous le plafond, du côté de la rue, une ouverture de deux décimètres en carré (6 pouces); une autre ouverture de même dimension sera pratiquée au bas de la porte d'entrée ou du mur de face ; ces deux ouvertures seront grillées.

Des cuisines et laboratoires. — Les cuisines et laboratoires devront être de dimensions telles, que les diverses préparations de charcuterie y puissent être faites avec propreté et salubrité.

Les cuisines et les laboratoires auront au moins trois mètres d'élévation ; ils seront plafonnés.

Le sol et les parois, jusqu'à la hauteur d'un mètre 50 centimètres, seront convenablement revêtus de matériaux imperméables, pour faciliter les lavages et prévenir toute adhérence ou infiltration des matières animales.

Les pentes du sol seront réglées de manière que les eaux de lavage puissent s'écouler rapidement

Un courant d'air sera établi dans les cuisines et laboratoires ; les uns et les autres devront être suffisamment éclairés par la lumière du jour.

Des fourneaux et chaudières. — Les cheminées, les fourneaux et chaudières, devront toujours être disposés de telle sorte, qu'aucune émanation ne puisse se répandre dans l'établissement ou au dehors.

Les chaudières destinées à la cuisson des grosses pièces de charcuterie et à la fonte des graisses, devront être engagées dans des fourneaux en maçonnerie.

Des réservoirs d'eau, à défaut de puits ou fontaine. — A défaut de puits ou fontaine, il y sera suppléé par un réservoir de la contenance d'un demi-mètre cube, qui devra être rempli tous les jours.

Soupentes — Il ne pourra être établi de soupente, dans les boutiques, les cuisines et laboratoires qui, sans aucun prétexte, ne pourront servir de chambre à coucher.

Des caves et autres lieux destinés aux salaisons. — Les caves destinées aux salaisons devront être d'une dimension proportionnée aux besoins da l'établissement ; elles devront être saines et bien aérées, ne point renfermer de pierres d'extraction pour la vidange des fosses d'aisance, ni être traversées par des tuyaux aboutissant à ces mêmes fosses.

Ceci s'applique également aux cuisines et aux laboratoires, et, dans aucun cas, la vidange ne pourra être opérée
à travers une partie quelconque de l'établissement.

Les caves devront avoir au moins 2 mètres 67 centimètres d'élévation sous clef ; il y sera pratiqué des ouvertures de capacité suffisante pour y entretenir une ventila-
tion continuelle.

Le sol des caves sera convenablement revêtu pour faciliter les lavages et prévenir toute adhérence ou infiltration de matières animales ; il sera dallé ou bituminé.

Les pentes du sol des caves seront disposées de manière à faciliter l'écoulement des eaux de lavage dans les
cuvettes destinées à les recevoir.

Si, à défaut de caves, le local destiné aux salaisons est
situé au rez-de-chaussée, le sol sera disposé de manière à
ce que les eaux de lavage puissent être dirigées sur l'égout
voisin.

Ainsi renseignée, votre Commission, Messieurs, a pensé
tout d'abord qu'une proposition émanée du Conseil d'hygiène sur un sujet qui intéresse essentiellement la santé
publique, puisqu'il s'agit de l'alimentation, était parfaite-
ment dans l'ordre des choses sur lesquelles il pouvait
prendre l'initiative ; en outre, elle a remarqué qu'étant
déjà appuyée par le concours officiel de plusieurs officiers
ministériels, et tout d'abord par M. le Préfet lui-même,
elle pouvait formuler une proposition. c'est-à-dire le pro-
jet de règlement qu'il appartiendrait à l'autorité administrative d'interpréter et d'imposer, si, comme nous, elle
était convaincue de sa nécessité.

Le Conseil remarquera que toutes les dispositions dont
il va entendre la lecture, pourraient s'appliquer aux villes
de notre département qui possèdent des abattoirs, le

Havre, Dieppe, Elbeuf, et, plusieurs, aux grands bourgs dans lesquels on remarque, non moins qu'ailleurs, une grande négligence dans la manutention de la charcuterie.

Voici, Messieurs, le texte proposé par votre Commission :

RÈGLEMENT SUR LES CHARCUTERIES.

ARTICLE PREMIER.

Toute personne qui veut exercer la profession de charcutier, est tenue d'en faire préalablement la déclaration à la mairie, et d'indiquer la localité qu'elle destine à son travail (1).

ART. 2.

Aucun établissement ne sera autorisé qu'après qu'il aura été constaté, par les personnes par nous commises à cet effet, que les diverses localités où l'on se propose de le former, réuniront toutes les conditions de sûreté publique et de salubrité (2).

ART. 3.

Les porcs devront être conduits à l'abattoir et au brûloir avec toutes les précautions nécessaires pour qu'ils ne puissent pas s'échapper.

Ils ne pourront être abattus, brûlés, habillés qu'à l'abattoir.

Le lavage et le grattage des boyaux ou tripes ne se fera aussi qu'à l'abattoir, ainsi que la fonte des graisses.

(1) Texte pris dans une ordonnance de police du Havre, datée du 23 septembre 1856. (Voir page 55 du Manuel.)

(2) Texte de l'ordonnance de police de Paris, du 19 décembre 1835.

Art. 4.

Les viandes seront inspectées après l'abattage et l'habillage.

Leur transport se fera de telle sorte qu'elles soient complètement cachées à la vue du public (1).

Art. 5.

Les boutiques, cuisines, laboratoires, dépôts, caves, cheminées, fourneaux et tous locaux destinés à la manutention des viandes devront être d'assez grande dimension pour permettre une aération continue et le prompt départ des exhalaisons et fumées.

Toutes les pièces seront maintenues en parfait état de propreté; les murailles et planchers devront être disposés de telle sorte qu'ils puissent être lavés, et que les eaux trouvent un écoulement facile.

Les ustensiles, chaudières, fourneaux, tables, pendoirs, etc., seront sans cesse tenus dans un bon état de propreté.

Art. 6.

L'usage des vases et ustensiles de cuivre, même étamés, est expressément interdit; ils seront remplacés par des vases en fonte ou en fer battu étamé.

L'usage des terrines vertes et jaunes, des poteries vernissées, est défendu.

Les saloirs et pressoirs seront construits en pierre, en bois ou en grès (2).

(1) Ordonnance de police du 23 octobre 1854, page 77 de l'Almanach.

(2) Voir l'art. 3 de l'ordonnance du 19 décembre 1835 et du 27 mai 1841.

Art. 7.

Il est défendu aux charcutiers d'employer dans leurs salaisons et préparations de viandes, des sels de morue, de varechs et de salpétriers (1).

Art. 8.

Ils ne devront pas laisser séjourner plus d'un jour dans les ateliers, les suifs, graisses, dégras, rates, boyaux, etc.

Il leur est défendu de verser avec les eaux de lavage, qu'ils devront chaque jour diriger sur l'égout le plus voisin, des débris de viande ou de tout autre nature. Ces débris seront réunis et jetés chaque jour dans les tombereaux du nettoiement au moment de leur passage (2).

Art. 9.

Il devra exister dans l'établissement un puits, une citerne, une fontaine, ou, à défaut, un réservoir d'une capacité suffisante pour suffire aux besoins des macérations ou lavages des viandes, et nettoiement des localités où se font les manipulations.

Art. 10.

Les inspecteurs-experts appliqueront, autant que possible, dans les établissements à autoriser, les prévisions stipulées dans l'instruction qui accompagne l'ordonnance de police du Préfet de la Seine, du 23 octobre 1854 (3).

(1) **Art.** 5 de l'ordonnance du 19 décembre 1835.
(2) **Ordonnance du 1ᵉʳ octobre 1844, pages 113 et 114.**
(3) **Voir l'instruction.**

Art. 11.

Les commissaires de police feront, à des époques indéterminées, avec l'assistance des hommes spéciaux s'il y a lieu, des visites dans les ateliers, magasins, boutiques des fabricants, marchands et débitants de charcuterie, à l'effet de faire les vérifications prescrites par le présent règlement et par la loi du 27 mars 1850 sur la répression des fraudes dans la vente et la qualité des marchandises.

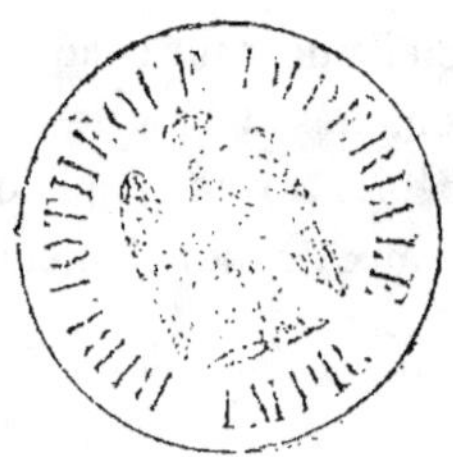

ROUEN.—Imp. de H. Boissel, succ' de A. Péron, rue de la Vicomté, 55.